AF137291

BEI GRIN MACHT SICH IHR
WISSEN BEZAHLT

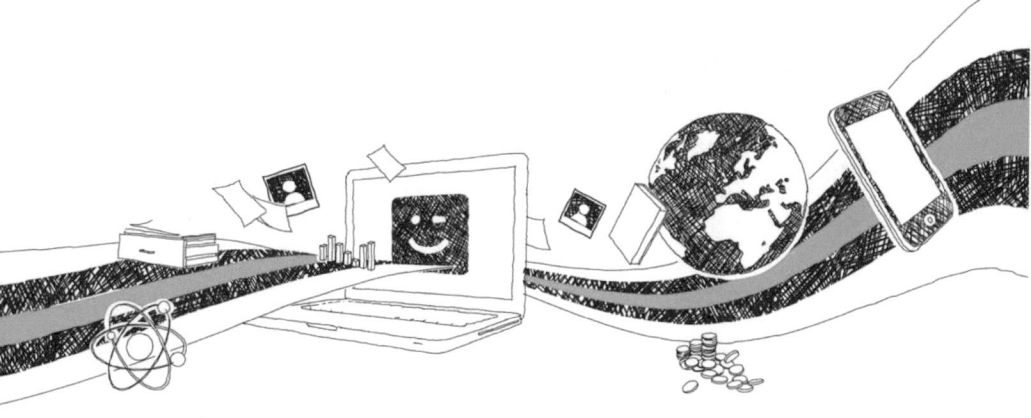

- Wir veröffentlichen Ihre Hausarbeit,
  Bachelor- und Masterarbeit

- Ihr eigenes eBook und Buch -
  weltweit in allen wichtigen Shops

- Verdienen Sie an jedem Verkauf

Jetzt bei www.GRIN.com hochladen
und kostenlos publizieren

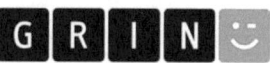

Bibliografische Information der Deutschen Nationalbibliothek:

Die Deutsche Bibliothek verzeichnet diese Publikation in der Deutschen National-
bibliografie; detaillierte bibliografische Daten sind im Internet über http://dnb.d-
nb.de/ abrufbar.

Impressum:

Copyright © 2008 GRIN Verlag, Open Publishing GmbH
Druck und Bindung: Books on Demand GmbH, Norderstedt Germany
ISBN: 9783640572564

Dieses Buch bei GRIN:

http://www.grin.com/de/e-book/146318/historische-entwicklung-des-gesundheits-
wesens-in-deutschland-in-der-nachkriegszeit

Heiko Schumann

Historische Entwicklung des Gesundheitswesens in Deutschland in der Nachkriegszeit

GRIN Verlag

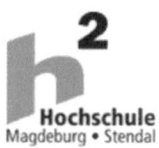

HOCHSCHULE MAGEBURG-STENDAL (FH)

FERNSTUDIENGANG

ANGEWANDTE GESUNDHEITSWISSENSCHAFTEN

MODUL:

Struktur des Gesundheitssystems: Entstehung und Wandel

Historische Entwicklung des Gesundheitswesens in Deutschland in der Nachkriegszeit

Public Health in der Nachkriegszeit in Deutschland

EINGEREICHT VON: HEIKO SCHUMANN

Inhaltsverzeichnis

1. Historische Entwicklung des Gesundheitswesens in Deutschland

1.1 Public Health Modell in der Nachkriegszeit

In der Nachkriegszeit (1945-1949) gab es in Deutschland einige Modernisierungsversuche im öffentlichen Gesundheitswesen. Als ein wesentliches Reformmodell wurden die Ansätze des amerikanischen Public Health betrachtet.

1.2 Entwicklung des Gesundheitswesens in der Nachkriegszeit

Die Entwicklung des Gesundheitswesens in Deutschland nach dem verheerenden 2. Weltkrieg gestaltete sich als sehr schwierig. Teile Deutschlands waren bis zu 90 Prozent zerstört worden, so dass eine Infrastruktur kaum nutzbar war. Politisch gesehen wurde Deutschland unter den Besatzungsmächten (Siegermächte) aufgeteilt. Da ein schneller Aufbau des öffentlichen Gesundheitswesens erfolgen sollte, mussten sich die Besatzungsmächte eng mit den Resten der deutschen Verwaltung arrangieren. Somit entging ein Großteil der Ärzteschaft einer Entnazifizierung.

1.3 Der Einfluss der Amerikaner

Die Amerikaner hatten die Hoffnung, dass eine Stärkung des Gesundheitswesens durch die Übertragung von Eigenverantwortung erfolgen könnte. Im Dezember 1947 stellte die Public Health Division enttäuscht fest, das bei der Errichtung des deutschen Gesundheitswesens nur wenige Fortschritte erzielt worden. Diese Entwicklung stuften die Amerikaner als langsam, konfus und instabil ein (1). Deutsche Gesundheitspolitiker verkörperten das Bild teilnahmsloser und unflexibler Beamter, die zudem auf alte Strukturen verharrend und mit sogenannte „mental constipation" (2) (geistige Verstopfung) gekennzeichnet waren.

1.4 Kritikpunkte am Public Health Modell in der Nachkriegszeit

Die Kritik umfasste auch eine pessimistische Zukunftssicht, da der Gesundheitspolitik weder zugetraut wurde sich zu verändern noch eine Aufgeschlossenheit gegenüber Modifizierungen zu beobachten war. Die sog. „laissez faire" (3) Einstellung genügte somit dem Anspruch der Besatzungsmacht keineswegs. Gesucht wurde ein anderer Typus von Gesundheitspolitikern. Die Probleme sollten selbstbewusst, dynamisch, lösungs- und zielorientiert bewältigt werden (4). Zusammengefasst bezogen sich die Hauptkritikpunkte der Amerikaner auf Organisation und Administration (5) des öffentlichen Gesundheitswesens zum einem und in dem Ausbildungsstand deutscher Amtsärzte zum anderen (6). Im Verhandlungsbericht der Frankfurter Medizinischen Gesellschaft äußerte Prof. Dr. Dr. F. Volhard am 5. Juni 1946 in seiner Eröffnungsansprache „...dennoch sind wir medizinisch auf vielen Gebieten eingeholt und überflügelt worden. Schwer wird die Zukunft der Forscherarbeit" (7).

1.5 Gesundheitspolitische Veränderungen

Da es kein Gesundheitsministerium gab, wurde die „öffentliche Gesundheit" zum politischen Spielball zwischen Innen- und Arbeitsministerium (8). Ein weiterer Konflikt schwelte in der Koordinierung der Gesundheitspolitik zwischen den einzelnen Ländern.

1.6 Problemlösungsprozess der amerikanischen Besatzungsmacht

Die Public Health Branch der Amerikanischen Besatzungsmacht versuchte mittels eines 3 Punkte Plans einen Problemlösungsprozess einzuleiten. Unter Punkt 1 sollte die Anstellung eines Mediziners als Referent des Gesundheitswesens mit Verwaltungserfahrung erfolgen. In Punkt 2 wurde die Schaffung eines Gesundheitsministeriums verfolgt. Als 3. Schwerpunkt sah man die Bedeutung von Unabhängigkeit des Gesundheitsministeriums gegenüber politischen Ränkespielen an (9). Die amerikanische Besatzungsmacht wollte für die deutsche Gesundheitspolitik nicht den Referenzpunkten in den Traditionen der Weimarer Republik folgen. Sie forderte „concepts in modern sense" womit Konzepte des amerikanischen Public Health gemeint waren (9).

2. Organisation des Gesundheitswesens in der Bundesrepublik Deutschland

2.1 Kritische Betrachtung der föderalen Struktur des Gesundheitswesens der BRD

Die Organisation des Gesundheitswesens in der Bundesrepublik Deutschland ist durch eine Trias gekennzeichnet.

Die drei unterschiedlichen Handlungsebenen von Bund, Länder und Gemeinden (Trias) haben in der Historie der Bundesrepublik im Gesundheitswesen zu steten Konflikten geführt. Föderalistische Strukturprobleme trugen und tragen dazu bei, dass einheitliche Organisationsgesetze schwer zu realisieren sind. Nach Kriegsende wurde versucht eine Organisationsform des Gesundheitswesens zu entwickeln, die sowohl in der BRD als auch in der DDR eine Abkehr von der nationalsozialistischen Gesundheitspolitik bedeutete. Besondere Aufmerksamkeit galt dabei den unteren Verwaltungsstrukturen auf Gemeinde- und Kreisebene. Durch die personelle Besetzung mit Personen aus der Zeit des Nationalsozialismus war eine Restauration des Gesundheitswesens in Deutschland, wie z.B. an das Fürsorgekonzept der Weimarer Republik anzuknüpfen, kaum zu initiieren. Der erwünschte Bedeutungszuwachs des öffentlichen Gesundheitsdienstes (ÖGD) gelang eher nicht. Der ÖGD verlor immer mehr an Einfluss und Bedeutung auch durch die Abgabe wichtiger Aufgabenfelder z.B. der Gesundheitsfürsorge an die Krankenkassen. In den drei westlichen Besatzungszonen kam es zusammengefasst zu einem Anknüpfen an das Gesundheitswesen der Vergangenheit. Beispielgebend dafür, brauchte es ein halbes Jahrhundert bis zum 14.8.2006, um das aus der Zeit des Nationalsozialismus erlassene „Gesetz über die Vereinheitlichung des Gesundheitswesens" aufzuheben. Durch den unterschiedlichen Einfluss der Besatzungsmächte entwickelten sich auf deutschen Boden sogar zwei unterschiedliche Gesundheits- und Sozialsysteme (10).

Die förderalistische bundesstaatliche Struktur des Gesundheitswesens wird mit der festgelegten konkurrierenden Gesetzgebung beschrieben.

2.2 Konflikt - und Kritikpunkte

Aufgrund der drei unterschiedlichen Handlungsebenen der Trias und unterschiedlicher Interessen kam es immer wieder zu Konflikten (bezogen auf einheitliche Organisationsgesetzte) zwischen Bund und Länder, verbunden mit dem Streben der Länder nach mehr Autonomie im deutschen Gesundheitswesen. Wo Bundesrecht angewendet wurde, konnte kein Landesrecht mehr erlassen oder angewendet werden (11).

Beispielhaft wurde das Konfliktpotential konkurrierender Gesetzgebung für die öffentliche Fürsorge deutlich (Zuständigkeit des Bundes nach §7 Artikel 74 Grundgesetz).

Die Konsequenzen (Kritikpunkte) zeigten sich, hier auszugsweise genannt, in der unterschiedlichen Dokumentationsquantität und -qualität des Gesundheitszustandes der Bevölkerung, in der Unattraktivität der ärztlichen Laufbahn im ÖGD oder auch in der variablen Durchführung von Gesundheitsvorsorge und -fürsorge (wegen unterschiedlicher Einsicht in die Bedeutung). Es war nicht möglich Sozial- und Gesundheitspolitik besser und vor allem verbindlich zu verknüpfen. Ebenso kritisch zeigen sich die Auswirkungen der förderalen Struktur des Gesundheitswesens in den Lücken der Versorgung in Bezug auf die Verbindung präventiver und kurativer Medizin (10).

Forderungen nach einer zentralen Steuerung wurden erst 1961 mit der Einrichtung des Bundesgesundheitsministeriums eingeführt (11).

3.   Literaturverzeichnis:

1. RG 260, 390/49-50/35-1/6-1, Box 231, Quarterly Report, OMG-WB Public Health Branch, Ja-
nuary-March 1947, Section IV., Conclusion. – in: Woelk, Wolfgang, Fehlemann, Silke, von Ferber Christin: Struktur des Gesundheitssystems: – Entstehung und Wandel. Studientext Fernstudiengang „Angewandte Gesundheitswissenschaften". Hochschule Magdeburg-Stendal (FH)
2005.

2. RG 260, 390/49-50/35-1/6-1, Box 231, Quarterly Report, OMG-WB Public Health Branch,
Jan.-March 1947, Section I, 1. Scope and Basic Mission. – in: Woelk, Wolfgang, Fehlemann,
Silke, von Ferber Christin: Struktur des Gesundheitssystems: – Entstehung und Wandel. Stu-
dientext Fernstudiengang „Angewandte Gesundheitswissenschaften". Hochschule Magdeburg-
Stendal (FH) 2005.

3. RG 260, 8/59-1/8, OMG-Hesse, Abt. 649, Public Health Division, Narrative Report for Dezember 1947. – in: Woelk, Wolfgang, Fehlemann, Silke, von Ferber Christin: Struktur des Gesundheitssystems: – Entstehung und Wandel. Studientext Fernstudiengang „Angewandte Gesundheitswissenschaften". Hochschule Magdeburg-Stendal (FH) 2005.

4. Quarterly historical Report, Public Health Branch, OMG-WB July bis September 1947. - in:
Woelk, Wolfgang, Fehlemann, Silke, von Ferber Christin: Struktur des Gesundheitssystems: –
Entstehung und Wandel. Studientext Fernstudiengang „Angewandte Gesundheitswissenschaf-
ten". Hochschule Magdeburg-Stendal (FH) 2005.

5. RG 260, 390/49-50/35-1/6-1, Box 231, Quarterly Report, OMG-WB Public Health Branch,
Jan.-March 1947, Section II, 3. Plans and Program Planning. – in: Woelk, Wolfgang, Fehlemann, Silke, von Ferber Christin: Struktur des Gesundheitssystems: – Entstehung und Wandel.
Studientext Fernstudiengang „Angewandte Gesundheitswissenschaften". Hochschule Magdeburg-Stendal (FH) 2005.

6. Ausführlich zum Stand der universitären medizinischen Ausbildung : Wright, Irving S. Wrigth,
M.D., Civil Consultant in Medicine to the Surgeon General of the United States Army, Read be-
fore the 44. Annual Congress on Medical Education and Licensure, Cicago, 10. February 1948.
– in: Woelk, Wolfgang, Fehlemann, Silke, von Ferber Christin: Struktur des Gesundheitssystems: – Entstehung und Wandel. Studientext Fernstudiengang „Angewandte Gesundheitswissenschaften". Hochschule Magdeburg-Stendal (FH) 2005.

7. Volhard, Franz, Verhandlungsbericht der Frankfurter Medizinischen Gesellschaft. 1. Sitzung
vom 5. Juni 1946, Eröffnungsansprache, in: Deutsche Medizinische Wochenschrift 71 (1946),

S.191. – in: Woelk, Wolfgang, Fehlemann, Silke, von Ferber Christin: Struktur des Gesundheitssystems: – Entstehung und Wandel. Studientext Fernstudiengang „Angewandte Gesundheitswissenschaften". Hochschule Magdeburg-Stendal (FH) 2005.

8. RG 260, 390/49-50/35-1/6-1, Box 231, Quarterly Report, OMG-WB Public Health Branch, Jan.-March 1947, Section II, 3. Plans and Program Planning. – in: Woelk, Wolfgang, Fehlemann, Silke, von Ferber Christin: Struktur des Gesundheitssystems: – Entstehung und Wandel. Studientext Fernstudiengang „Angewandte Gesundheitswissenschaften". Hochschule Magdeburg-Stendal (FH) 2005.

9. Zur Selbstwahrnehmung der Konzeption und Tradition amerikanischer Public Health-Entwicklung und ihrer Politisierung vgl.: Fosdick, Raymond B., Public Health and the Future, in: American Journal of Public Health 38 (1948), S. 185-189. – in: Woelk, Wolfgang, Fehlemann, Silke, von Ferber Christin: Struktur des Gesundheitssystems: – Entstehung und Wandel. Studientext Fernstudiengang „Angewandte Gesundheitswissenschaften". Hochschule Magdeburg-Stendal (FH) 2005.

10. Woelk, Wolfgang, Fehlemann, Silke, von Ferber Christin: Struktur des Gesundheitssystems: – Entstehung und Wandel. Studientext Fernstudiengang „Angewandte Gesundheitswissenschaften". Hochschule Magdeburg-Stendal (FH) 2005.

11. Niehuss, Merith, Lindner, Ukrike: Deutsche Geschichte in Quellen und Darstellung. Besatzungszeit, Bundesrepublik und DDR 1945-1969. Stuttgart: Reclam 2003 (= Band 10).

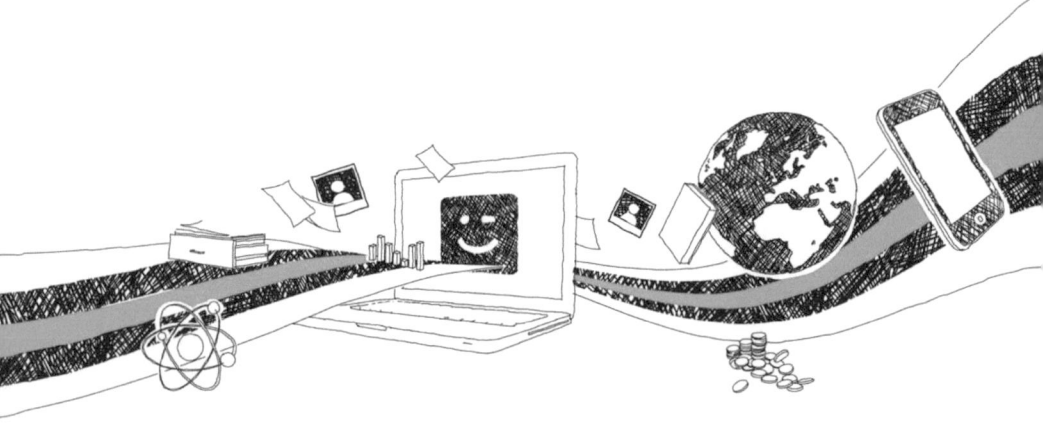
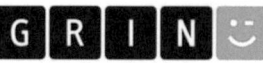